Td $\frac{65}{19}$

MÉMOIRE

SUR

LES FIÈVRES INTERMITTENTES,

PAR M. DURAND,

Docteur en Médecine de l'Université de Montpellier, Professeur du Cours Public d'Accouchemens, établi a Cahors, Correspondant de la Société Royale de Médecine.

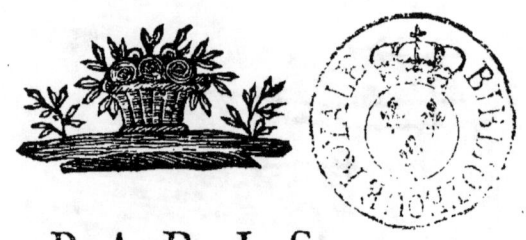

A PARIS,

Chez Théophile Barrois, Libraire, Quai des Augustins.

1788.

A MONSEIGNEUR,

Monseigneur de NICOLAÏ,
Évêque de Cahors.

MONSEIGNEUR,

JE mets au nombre des principales marques des bontés dont vous m'avez honoré, la faveur que vous me faites en agréant ce foible hommage de mon travail: le bien public en a été l'objet, comme il eſt en tout votre mobile. En cherchant mon Mécène, j'ai moins vu les prérogatives de votre naiſſance & les droits dus au rang que vous occupez, que les qualités diſtinguées qui caractériſent, en vous, Monseigneur, le bon Citoyen, l'Homme vertueux & le digne Prélat. C'eſt moins à un Prince de l'Egliſe, qu'à un vrai Sage que j'offre ce tribut. Puiſſe - t - il être auprès de vous l'expreſſion de la reconnoiſſance & du reſpect avec leſquels

Je ſuis,

MONSEIGNEUR.

Votre très-humble & très-
obéiſſant ſerviteur,
DURAND, Médecin.

MÉMOIRE
SUR
LES FIÈVRES
INTERMITTENTES MALIGNES.

CETTE espèce de fièvres a dû être un grand fléau pour l'espèce humaine, avant qu'on eût appris à la reconnoître, & à lui opposer le seul remède capable de la dompter.

Le célèbre SALIUS DIVERSUS est, pour ainsi dire, le premier qui ait apperçu le génie de cette cruelle maladie; sa propre expérience lui avoit fait entrevoir à combien de métamorphoses elle est sujette; la description qu'il nous en a laissée, peut encore servir de modèle par son exactitude & sa précision. Après lui,

<small>Auteurs qui ont traité particulièrement de cette maladie.</small>

A

VALESIUS connut le vrai caractère de ces fièvres ; c'eſt lui qui les déſigna par l'épithète de malignes, qu'on leur a ſi à propos conſervée depuis. MERCATUS mérite auſſi un rang diſtingué parmi les Auteurs qui ont traité cette matière : on voit, par ce qu'il en a écrit, que l'obſervation fut ſon guide, plus que l'opinion de ceux qui l'avoient précédé. WERLHOFF & LAUTER, répandirent auſſi ſur cet objet des connoiſſances très-lumineuſes. Il étoit néanmoins réſervé, ce ſemble, à l'illuſtre MORTON d'arracher, par un long travail, le ſecret de la nature ; à l'aide de ce flambeau, le ſavant TORTI a donné le tableau le plus exact de ces fièvres ; d'après tout ce qu'il dit, on voit qu'il n'y a point de forme qu'elles ne puiſſent prendre ; il n'omet rien de tous les ſymptômes, dont la gravité met les malades en danger de périr, & dont la variété expoſe les Médecins à errer, & à ſe méprendre à la connoiſſance de cette maladie. Le ſavant Auteur du *Traité du Cœur*, nous a laiſſé dans un ouvrage anonyme les réſultats de ſes obſervations ; on peut dire qu'il auroit bien mérité de la république des Médecins par ce ſeul endroit, quand même il n'eût pas laiſſé de quoi honorer sa mémoire par tant d'autres ouvrages.

C'est d'après ces modèles, que je me suis proposé de répandre la connoissance de cette maladie, & de son traitement parmi les personnes de l'art, qui ne peuvent l'avoir puisée dans les Auteurs latins: Je ferai servir à mon plan, les descriptions qu'ils nous ont laissées, & les traitemens qu'ils ont tracés, lorsque je les trouverai d'accord avec ma propre expérience : Je mettrai ainsi à contribution les divers ouvrages qui me sont connus, parce que c'est moins le goût de la nouveauté qui me domine, que l'amour du bien public qui me guide.

Plan de ce Mémoire.

Cette espèce de fièvre est d'autant plus dangereuse, qu'elle enlève souvent le malade dans peu de jours, & d'autant plus insidieuse, qu'elle est susceptible de toutes les formes : Tantôt elle se montre comme une affection comateuse ou une vraie apoplexie ; quelquefois elle s'annonce comme une pleurésie ou une péripneumonie ; d'autrefois, elle réunit les symptômes du rhumatisme aigu, de la passion iliaque. Son début est souvent sans aucune apparence de danger, & il ne se développe qu'après quelques accès d'une fièvre bénigne ; d'autrefois enfin,

Description du caractère de ces fièvres.

elle se montre d'abord dans l'appareil le plus allarmant ; avec un délire tranquille ou frénétique, avec des douleurs vagues, des spasmes, des soubresauts des tendons, des convulsions : Cette fièvre peut être, en un mot, suivie des divers symptômes communs à la véritable fièvre maligne continue, en présentant autant de variétés chez les divers malades, selon l'espèce de tempérament, la constitution de l'année, & selon l'organe vers lequel se dirige le venin fébrile.

Tous ces accidens inattendus surviennent, persévèrent & disparoissent à diverses époques, selon le type dominant de la fièvre. Mais le génie de la maladie se décèle enfin, soit par son début, lorsqu'il survient un accès de fièvre avec des symptômes effrayans, & qui ont de quoi étonner, soit enfin, en ce qu'après un certain temps, ces symptômes diminuent avec l'accès & disparoissent quelquefois en entier ; au point, que quelques malades sont en état de se lever de leur lit, de sortir même de leur appartement. Il reste cependant le plus souvent, quelques vestiges des ravages plus ou moins sensibles chez les divers malades : les uns sont comme abrutis, les autres restent sans forces, paroissant étonnés de leur état; on n'apperçoit d'autrefois qu'une grande altération dans les traits du visage.

Cette diminution des symptômes, est ordinairement marquée par l'intermission de la fièvre; c'est même le principal indice pour la reconnoître; elle se marque le plus souvent en tierce simple ou double tierce, ou bien en subintrante avec le même type; plus rarement elle est quarte ou quotidienne.

Je me bornerois à faire l'énumération des symptômes les plus ordinaires à ces fièvres, s'il ne m'avoit paru plus utile d'en faire des descriptions détachées, pour ainsi dire, afin de rendre la variété des tableaux qu'elle présente, plus saillans, selon l'espèce d'affection dont elle prend la forme; c'est même d'après cette métamorphose, qu'on a souvent manqué de la reconnoître, faute d'attention ou de connoissances suffisantes.

Des divers symptômes qui annoncent & qui accompagnent les accès de ces fièvres, les uns se tirent de l'ensemble du malade, les autres de la qualité des excrémens, & les autres enfin de l'état de l'organe particulièrement affecté : quoiqu'on ait observé qu'aucun n'en est

Symptômes des fièvres intermittentes malignes.

exempt dans les divers cas ; on peut dire néanmoins, que l'eſtomac devient le plus ſouvent, à l'entrée de chaque accès, le centre d'une grande irritation; elle ſemble s'y diriger d'une manière particulière ; & alors, le malade ſe plaint d'anxiétés inſupportables ; il reſſent des friſſons, des douleurs précordiales ; il eſt tourmenté par des déjections fréquentes & laborieuſes. Il rend par haut & par bas des matières de mauvais caractère. Celle du vomiſſement, eſt une bile pure, ou bien des humeurs claires, qui dépoſent une matière hachée, filamenteuſe, une eſpèce de marc qui caractériſe le vomiſſement iliaque, toujours dangereux. La matière des ſelles eſt le plus ſouvent alors liquide, ſéreuſe, jaune, brune, livide, noirâtre ; ces déjections annoncent une diarrhée purement ſymptomatique, dont le danger eſt proportionné à l'abondance des ſelles, à leur fréquence & à leur odeur ; ces dejections ont particulièrement lieu au début de l'accès, & ſont ſuivies d'un grand accablement, d'une légère ſueur vers le front, d'un pouls petit, de froid aux extrémités ; les yeux ſont ternes, abattus ; le découragement s'empare aiſément du malade ; il éprouve ſou-

Paſſion iliaque.

Diarrhée ſymptomatique.

vent des nausées, un ténesme fatiguant.

D'autrefois les matières rendues par le vomissement & par les selles, sont âcres, mêlées d'une bile jaune, verdâtre ou porracée, fétide, & même quelquefois ensanglantées; & alors le malade ressent de vives douleurs à l'estomac & aux entrailles; la fièvre est plus forte, le pouls a plus de vigueur que dans le premier cas; on n'observe même point de froid aux extrémités; mais il s'y joint le hoquet, l'altération, la sécheresse, l'aspérité de de la langue, avec une chaleur âcre à la peau. Le malade est tourmenté par des agitations continuelles, les urines sont rouges & en petite quantité. *Diarrhée & vomissement bilieux.*

Dans d'autres cas, la matière des selles est semblable à l'eau dans laquelle on auroit lavé de la viande, & caractérise le flux hépatique. Cette diarrhée, survient à l'entrée de l'accès, sans fatiguer d'abord le malade, en proportion de sa fréquence & de son abondance, mais il ne tarde pas à en être affoibli & découragé : en effet, le pouls devient petit, un froid marqué s'empare des extrémités; la voix est rauque, plaintive; les yeux sont larmoyans, éteints & hagards; le moindre mouvement du corps amène des menaces *Flux hépatique.*

de syncopes; le malade conserve néanmoins dans cet état d'anéantissement, la liberté de l'imagination, sans être tourmenté par la soif, ni par aucune affection douloureuse.

<small>Maladie noire.</small> La matière des selles est d'autrefois noirâtre, plus ou moins liquide, mêlée d'un sang tantôt délayé, tantôt en caillots, ou de l'un & de l'autre; dans ce cas, les forces abandonnent bientôt les malades; ils semblent devoir périr après chaque selle, & ils succombent en effet, si ces déjections sont copieuses, & qu'elles aient lieu pendant plusieurs accès consécutifs.

Ces espèces de diarrhées & de vomissemens, sont l'effet de l'irritation fébrile dirigée vers l'estomac; elle agit souvent d'une manière plus marquée sur le tuyau intestinal, où elle produit des épreintes, des douleurs aigües, comme s'il étoit irrité par un poison corrosif. Ces coliques sont suivies des divers symptômes que j'ai déja rapportés; ces maux sont si graves quelquefois, qu'on croiroit à peine à la possibilité de ces guérisons, si on n'en avoit été d'autrefois témoin. Ce qui paroît néanmoins aussi étonnant, c'est qu'à la fin de l'accès, ces accidens se calment & se dissipent même souvent entièrement.

La vessie n'est pas non plus exempte de l'impression de l'humeur fébrile. Le spasme qui domine souvent ce viscère, est au point, de ne laisser échapper que peu d'urine, & même d'occasionner quelquefois une entière rétention. J'ai eu occasion d'observer que cet accident cesse après l'accès, pour reparoître de nouveau au suivant, lorsque la fièvre conserve une intermission bien marquée; je dis *bien marquée*, parce qu'il arrive, assez souvent, d'après la remarque même de Charles Leroy, que ces fièvres prennent le type de continues, quoiqu'elles ne soient, dans le vrai, que des fièvres tierces dégénérées; (comme j'aurai occasion de le dire plus bas.) & alors un frisson sensible précède les redoublemens, ce qui est même le principal indice, que ces fièvres appartiennent aux intermittentes.

<small>Rétention d'urine.</small>

Le gas fébrile se déploie souvent de manière à troubler les fonctions vitales; il survient alors des angoisses, des maux de cœur, des syncopes profondes & de durée; elles s'annoncent avec l'accès & persistent jusqu'à son état; on les voit se succèder sans cause apparente, quel-

<small>Syncopes.</small>

qu'effort que l'on fasse pour les prévenir; le moindre mouvement du corps ou des membres paroît donner lieu à ces foiblesses ; le pouls est petit, déprimé, fréquent & intermittent ; les yeux sont enfoncés, presque éteints ; la face est plombée, pâle & cadavéreuse; le front & le col sont couverts d'une sueur grasse ; le malade est couché négligemment & sans forces, dans un si grand accablement, qu'il semble toucher à son dernier moment; malgré cet état de foiblesse, il paroît éprouver des souffrances vives, la respiration est entre-coupée par des soupirs profonds & douloureux ; d'autrefois enfin des cris aigus, des agitations de tout le corps, après les syncopes, des hurlemens affreux annoncent le trouble du principe vital, & le désordre de toute l'économie animale.

Diminution de la chaleur naturelle.
Dans d'autres cas, c'est moins le principe de la vie qui est atteint, que celui de la chaleur naturelle ; & alors, un froid glacial s'annonce avec l'accès, il se répand sur tout le corps, & au lieu de diminuer bientôt comme dans les fièvres intermittentes bénignes, il ne fait que s'accroître ; de manière, qu'après plusieurs heures, le malade paroît être

encore à cet égard, au début de l'accès; sa face est livide, une pâleur universelle présente l'image de la mort; il se joint souvent à ces accidens, des mal-aises, des agitations & une altération considérable, qui annonce une chaleur extrême à l'intérieur. Si le malade résiste à ce début allarmant, ce n'est qu'après plusieurs heures que le pouls se relève, qu'il reprend de la fréquence & de la régularité; c'est dans la même proportion, & avec la même lenteur que la chaleur renaissante rend le malade à la vie. La voix reste plaintive & étouffée; dans cet état, les urines sont abondantes & limpides, ou bien elles sont rouges, foncées & peu copieuses; ces derniers symptômes se prolongent le plus souvent pendant tout le temps de l'intervalle de l'accès, le malade paroissant du reste assez bien; mais il est rare qu'il ne succombe pendant le froid du paroxisme suivant.

Toute la surface du corps se ressent aussi par fois de l'action de l'humeur fébrile; elle s'y dénote par des éruptions de divers caractères. Tantôt elles sont rouges, noires ou cristallines, parsemées sur tout le corps, ou répandues çà & là par plaques. La peau est quelquefois

Eruptions.

Sueur.

sèche, rude au tact; d'autrefois elle est lâche, arrofée d'une fueur copieufe, laquelle après avoir commencé par la face, le col & la poitrine devient générale, & eft fuivie d'une légère chaleur. A mefure que cette fueur s'accroît, la fièvre paroît baiffer; mais elle augmente néanmoins avec la quantité de la fueur, dont l'abondance a fouvent de quoi étonner. Quelque fâcheux que foit cet état, il l'eft encore bien plus, fi la fueur fe refroidit à mefure qu'elle diminue; fi elle devient gluante, vifqueufe, tandis que le pouls eft petit, fréquent, la refpiration accélérée, laborieufe ou profonde, & que les hypocondres font agités du même mouvement que la poitrine. Dans cette trifte fituation, un affaiffement général domine le malade, & pendant qu'il conferve toute fa préfence d'efprit, la mort s'empare en détail de tous fes fens.

Lorfque la fueur eft peu copieufe, elle ne prend fouvent fon mauvais caractère, que vers le déclin de l'accès; & pour lors, au commencement du prochain, au lieu de cette diminution dans la quantité de la fueur, le malade eft frappé d'une mort inopinée, que la face hypocratique du malade a pu feule faire préſager à l'homme de l'art inſtruit.

La plupart des ſymptômes rapportés annonce le haut degré, la grande violence, & même le danger de cette fièvre: elle en a encore d'autres qui n'ont pas moins beſoin des prompts ſecours de l'art ; tels ſont des convulſions partielles ou générales : lorſqu'elles ont lieu, elles s'annoncent avec l'accès & ne finiſſent qu'avec lui , ou bien au temps de ſa grande chaleur, de ſon état : elles ſont quelquefois accompagnées d'une ſalive écumeuſe à la bouche, ſi elles agitent les muſcles de la face & du goſier, comme dans l'épilepſie; & il n'eſt pas rare alors, que cet état ſoit ſuivi alternativement d'un délire obſcur ou d'un ſommeil ſtertoreux, le pouls étant tantôt développé, tantôt concentré , les membres froids, la face cadavéreuſe ; il ſurvient auſſi des trémouſſemens convulſifs de tout le corps , des attaques de catalepſie , &c. *Convulſions.*

Dans d'autres cas , ces malades ſe plaignent d'une douleur vive aux talons ou à un ſeul : j'ai eu occaſion d'obſerver que ce ſymptôme étoit l'annonce de l'accès. Je ne ſais ſi j'ai été le premier à remarquer que dans cette maladie, comme dans celles où il exiſte une *Douleur aux talons.*

malignité manifeste, la direction presque droite du pied avec la jambe, dans la situation appelée communément *pied de pendu*, est un des plus fâcheux symptômes (1); je l'ai observé fréquemment, de manière à en être frappé; & cette direction m'a paru plus marquée, à mesure que le malade approchoit de sa fin. Il est à désirer que les gens de l'art fassent assez de cas de cette remarque, pour chercher à la vérifier eux-mêmes. Nous ne saurions avoir trop d'indices propres à nous faire reconnoître une maladie, voilée pour ainsi dire, au point de ne se montrer que sous un aspect souvent difficile à saisir.

---

(1) On trouveroit peut-être la raison de cette direction des pieds dans la contraction convulsive des muscles jumeaux & solaires, ainsi que dans le spasme du tendon d'Achille, qui pourroit être dénoté par ce sentiment de douleur dont se plaignent ces malades. Ce symptôme, regardé avec raison par plusieurs célèbres Praticiens, comme fâcheux, est affecté en général aux fièvres malignes... J'ai eu fréquemment occasion de l'observer pendant l'épidémie catarrhale bilieuse, qui a régné cette année 1787 dans ces cantons. Il a été constamment l'indice de la longueur & de la gravité de la maladie.

C'est ainsi que l'on voit celle qui fait §§ Danger de ces fièvres.
le sujet de ce Mémoire, paroître sans
une grande apparence de danger, ne présenter avec un accès de fièvre bénigne,
qu'un ou deux symptômes ; tels qu'un
vomissement peu fatiguant, ou le hoquet,
ou un délire passager au début de l'accès,
ou bien encore de légers soubressauts
dans les tendons ; ou enfin, quelqu'autre
accident peu saillant, que l'on attribue
à quelque circonstance dans le moral ou
dans le physique, de manière que même
avec une certaine attention, on ne con-
çoit de la méfiance qu'au second ou
troisième paroxisme, ou bien encore,
lorsque la maladie se montre avec les
accidens les plus graves, & qu'il n'est
presque plus temps d'en arrêter le cours.

 Les tristes exemples de ces évènemens, §§ Attention qu'on doit à ces fièvres.
dont j'ai été quelquefois témoin, m'en-
gagent à dire combien il est essentiel
d'examiner avec application l'état des
malades confiés à nos soins, de chercher
à les voir, à les observer à l'heure de
l'invasion de la fièvre, en les visitant
pendant la nuit, s'il le faut, lorsque nous
avons quelque soupçon d'une telle fièvre.
Faute de cette attention, on n'a que
trop souvent laissé périr des malades,

parce qu'on ne s'eſt pas donné la peine de guetter, pour ainſi dire, les accès qui pouvoient faire reconnoître l'eſpèce de fièvre. Il importe de ne mépriſer aucun des détails qui peuvent nous éclairer, de ne pas ſe faire une fauſſe honte de chercher, dans la qualité des excrémens, des indices ſeuls capables de nous éclairer. Les rapports des parens, des gardes d'un malade peuvent encore nous fournir des lueurs de connoiſſances précieuſes.

Quoique ces actes de patience, dans leſquels nous devons prêter l'oreille à des rapports découſus & malfaits, ſoient d'un dégoût difficile à ſurmonter, il eſt impoſſible de bien faire, ſi on ne ſe ſoumet à des détails, qui quoique minutieux en apparence, n'en ſont pas pour cela moins intéreſſans : cette digreſſion m'a déja conduit trop loin, mais je ne peux me décider à la finir, ſans ajouter, qu'un des reproches les plus humilians à ſe faire, ſeroit la perte d'un malade, due à un défaut d'attention; ce qui ſuppoſeroit peu d'amour de l'état qu'on exerce, peu de ſenſibilité d'ame, ou bien un défaut de connoiſſances ou une préſomption également blâmables.

Je reviens à mon ſujet, pour dire, que

que quoique le plus souvent les divers symptômes des fièvres intermittentes pernicieuses, paroissent n'être dépendans que du caractère de cette fièvre, & le former, elle semble l'emprunter quelquefois d'autres maladies sporadiques, endémiques ou épidémiques.

Dans ce dernier cas, les maladies dont elle prend la forme en quelque sorte, sont communément les suivantes, d'après la remarque du célèbre Torti, selon la cavité vers laquelle se dirige le venin fébrile : c'est même à raison de cette espèce de métamorphose, que cet Auteur a décrit diverses espèces de ces fièvres, dont la variété dépendoit peut-être autant de la constitution de l'année que d'aucune autre cause. *Maladies dont ces fièvres prennent le caractère.*

Un assoupissement profond qui s'annonce avec l'accès, qui augmente avec lui & qui diminue à mesure que la fièvre baisse : il reste néanmoins une propansion au sommeil pendant l'intermission : dans ce cas, le pouls est gros, plein, développé comme chez l'apoplectique (1). *Assoupissement.*

―――――――――――――――――――

(1) Cette élévation du pouls peut servir à nous faire distinguer cette espèce de fièvre, de la fièvre continue maligne soporeuse, décrite par Charles

La respiration même est stertoreuse ; tandis que tout annonce le danger, le hoquet survient, persévère souvent, (quoique moins fréquent lors de l'accès) ainsi que l'assoupissement. Il est même à craindre que si on ne parvient à détruire cette affection comateuse, il ne survienne après le premier ou le second accès, une léthargie ou une apoplexie mortelle.

Phrénésie. D'autrefois, l'affection de la tête se dénote par un délire phrénétique, qui commence avec la fièvre : le malade éprouve des agitations, une insomnie opiniâtre ; il pousse des cris qui annoncent

---

Leroy, sous le nom de fièvre maligne des vieillards. Celle-ci a les redoublemens marqués par un simple refroidissement des extrémités, du nés, des joues, sans frisson, au lieu que les accès de l'intermittente, ainsi que les redoublemens de celles qui ont dégénéré en continues, ont coutume de commencer par des frissons, comme je l'ai déja dit page 6, tant qu'elles appartiennent à l'espèce dont je traite. J'ai eu occasion de voir un malade atteint d'une affection soporeuse à l'entrée de chaque accès : il ne ressentit qu'un frisson très-fort à un des gras de jambe, lors d'un des derniers accès : il peut se faire que l'assoupissement l'eût empêché de sentir le frisson, lors des premiers accès.

le trouble de son ame; il fait sans cesse des efforts pour se découvrir & se jetter hors du lit. La chaleur de la peau est âcre, le pouls reste vigoureux, les yeux sont rouges & étincelans; vers la fin de l'accès l'affaissement succède à cet état, & le malade reste comme anéanti, hébêté.

Lorsque l'humeur fébrile se dirige vers la poitrine, il n'est pas rare de voir les accès débuter par des serremens convulsifs de la poitrine, tels que dans l'asthme irrité. Il est encore plus ordinaire que les accès se montrent avec tous les symptômes de la pleurésie, ou de la péripneumonie pour ne cesser qu'avec lui, tels que la douleur vive au côté, une toux fréquente (qu'on n'observe pas néanmoins constamment), avec des crachats teints quelquefois de sang, une respiration difficile, courte, une fièvre violente, le pouls étant plein & dur.

<small>Asthme convulsif.</small>

<small>Pleurésie. Péripneumonie.</small>

On a remarqué que dans cette espèce de pleurésie, le pouls est quelquefois déprimé, ce que Senac attribue avec raison, au caractère de la maladie. Aussi observe-t-il que l'état du pouls, n'est pas d'accord en cela avec les autres accidens. La langue est sèche, l'altération, la chaleur, l'insomnie fatiguent ces malades, & leur donnent des agitations, qu'aucune attitude ne calme : le fang que l'on tire dans ces cas, eft recouvert d'une coëne très-épaiffe.

Emophtifie. D'après la remarque du célèbre Stork, l'émophtifie eft quelquefois l'annonce des accès ; cet accident furvient au moment du friffon, avec un tiraillement douloureux à la poitrine, à mefure que la chaleur fébrile fe déclare, il furvient une aridité incommode du gofier, une toux sèche & véhémente, dont les efforts gorgent la face & les lèvres. Ils font fouvent fuivis du regorgement d'un fang écumeux plus ou moins abondant. La fin de l'accès ramène la ceffation de cet accident & un calme général.

Comme on a obfervé des épidémies des fièvres dont je traite, avec les diverfes formes dont elles font fufceptibles, on les a vues auffi emprunter le caractère des maladies régnantes, & prendre les principales nuances de la conftitution de l'année (1). On doit même avoir cette

---

(1) C'eft ce que nous avons eu occafion d'obferver pendant l'épidémie bilieufe catarrhale qui a régné cette année dans ce canton, comme je l'ai noté dans le compte que j'en ai rendu à la Société Royale.

[21]

observation présente, parce qu'on peut en tirer des calculs de combinaison dans le traitement.

Les épidémies de ces fièvres sont beaucoup plus fréquentes dans les cantons où il règne des fièvres automnales; comme dans les lieux bas, marécageux, dans les valons sujets aux brouillards & aux inondations. Cette fièvre est sporadique dans ce pays, & il n'est guère de temps de l'année où je n'aie eu occasion de l'observer. Elle est bien plus fréquente dans les valons de Moncuq & de Lauzerte, dont l'étendue est d'environ dix lieues. Dans la valée de Cazes, voisine des premières, il régnoit annuellement des épidémies des fièvres intermittentes d'automne, d'un caractère si mauvais, que le plus grand nombre des étrangers y périssoit. Plusieurs Curés du voisinage y sont morts en assez peu de temps, & on avoit* les plus grandes difficultés à trouver des Ouvriers qui voulussent aller travailler à la levée des récoltes, tant ils étoient rebutés par le danger qu'ils couroient dans ce canton. J'ai souvent été à même de traiter plusieurs de ces malheureux, qui après avoir été attirés par l'appas du

Cantons de la Province où s'observent le plus souvent ces fièvres.

B 3

gain, cherchoient leur falut dans la fuite: la plupart éprouvoient l'ictère, des fièvres ardentes, des fièvres quartes, longues & opiniâtres.

D'après les informations que j'ai prifes, beaucoup de ceux qui périffoient fur les lieux, étoient atteints de fièvres intermittentes pernicieufes ; elles n'étoient que l'effet d'une dégénération de ces épidémies.

Ces valons font inondés dans plufieurs cantons, pendant une grande partie de l'année, & très-ombragés par quantité d'arbres. C'eft dans ces cantons & quelques autres de cette province, que j'ai rencontré le plus fréquemment de ces fièvres.

Projet de deffechement de terres. La connoiffance d'un danger auffi certain, devroit déterminer les habitans de ces valées, à ouvrir des canaux propres à contenir les eaux ftagnantes & à les diriger vers leur pente : on devroit auffi abattre les arbres qui s'oppofent à la libre circulation de l'air. Les Habitans de ces contrées trouveroient dans l'exécution de ce projet, l'avantage de leurs récoltes, & celui de leur fanté (1). Je reviens à mon fujet.

---

(1) C'eft ce qu'a déja pratiqué dans le valon de Cazillac M. le Marquis Defcayrac, auffi connu

J'obferverai relativement à ce qui a été dit : premièrement, que tous les fymptômes dont j'ai fait l'énumération, n'exiftent pas toujours avec la même violence, il n'en eft aucun qui ne foit quelquefois léger.

Secondement, je noterai que dans quelque temps qu'ils paroiffent, ils fe diffipent ou diminuent confidérablement pendant l'intermiffion des accès.

Troifièmement, je remarquerai enfin, qu'ils reviennent ou feuls, ou bien avec d'autres accidens encore plus graves, fi la maladie eft dans fon accroiffement ou à fon état, & que par-là même les

---

par fes connoiffances que par fon zèle patriotique. Au moyen des alignemens donnés à divers ruiffeaux, dans une étendue confidérable, il eft parvenu à réunir les eaux dans un lit commun, qui devroit être continué jufqu'à la Garonne. C'eft à cette opération, qui révolta d'abord des efprits, que les Cultivateurs de ce canton doivent déjà l'abondance de leurs récoltes, & l'infréquence des maladies, qui y régnoient. Peut-il être de bienfaits plus précieux ! Ils mériteront bientôt à leur Auteur les cris d'une reconnoiffance publique. On convient déjà que les maladies font beaucoup plus rares & moins opiniâtres dans l'efpace dont le terrein a été defféché.

accès prennent un plus mauvais caractère.

Diagnostic. J'obferverai auſſi, d'une manière plus particulière que je ne l'ai déja annoncé, que dans les fièvres intermittentes véritablement malignes, l'intervalle des accès eſt rarement exempt de quelque nuage propre à faire foupçonner l'efpèce de fièvre qu'on a à traiter. Il reſte communément à ces malades, des agitations, des inquiétudes fans caufe fenfible, une fécherefſe à la langue : on trouve le pouls déprimé, on apperçoit un état de foibleſſe; ce font autant d'annonces que le degré de malignité eſt au plus haut point.

On doit fur-tout regarder comme un des plus funeſtes augures, lorfque l'aſſoupiſſement qui a eu lieu pendant l'accès, n'eſt pas diſſipé, ou bien au moins notablement diminué pendant la durée de l'intermiſſion, fur-tout s'il eſt joint à la molleſſe du pouls ou à quelques-uns des fignes déja rapportés. J'ai eu occafion de voir de ces malades, qui, étant d'ailleurs aſſez bien, ne confervoient qu'un léger vomiſſement des liquides qu'ils avaloient, après avoir été tourmentés par des efforts violens pendant la durée de l'accès : ils avoient cependant les yeux abattus, & je ne fais quoi, fort difficile à exprimer, de fâcheux dans la figure ; de manière qu'au seul aspect on pouvoit, pour ainsi dire, présager quelque chose de sinistre.

Il est peu de maladies dont la marche soit souvent aussi rapide ; la nature est menacée de toute part d'une ruine prochaine ; le danger est d'autant plus pressant, que le malade périt au troisième ou quatrième accès ; mais pour le plus tard au cinquième, si l'art n'a opposé l'unique secours.

C'est ainsi que périrent tous les malades de Mercatus, qui furent atteins de cette fièvre, parce qu'il étoit dépourvu de quinquina. Combien de malades ont succombé à cette maladie, lorsqu'on ne l'a pas reconnue de bonne heure, ou qu'on n'a pas employé son antidote ou assez-tôt, ou en assez grande quantité ! Parmi tous ceux dont le souvenir me revient, nous avons à regretter un Confrère, que j'ai loué pendant sa vie avec moins de dignité qu'il ne méritoit, & aux cendres duquel je devrois un hommage public, si les regrets de ses Concitoyens n'honoroient encore sa mémoire. Il fut victime de sa répugnance pour le quinquina.

Ce n'est pas par sa seule violence, que cette espèce de fièvre est dangereuse ; elle l'est aussi par son génie & par sa marche, capables d'en imposer, si on ne se tient sur ses gardes; elle est souvent comme masquée par une autre maladie & semble se dérober à l'œil de l'observateur ; sa manière de s'annoncer est encore trompeuse, puisqu'elle est sujette à beaucoup de variétés.

Tantôt elle débute comme une des maladies les plus graves ; tantôt elle s'annonce sous l'apparence d'une fièvre intermittente bénigne, & elle conserve ce même caractère pendant quelques accès, de manière qu'au moment où on a le moins de méfiance, il survient un accès auquel se joint quelque symptôme grave; il n'est pas ordinairement isolé, & la mort est la crise de cet accès ou de celui qui le suit, si l'homme de l'art n'oppose le seul remède capable d'empêcher cette terminaison.

On voit d'après cela, combien il est important de s'appliquer de bonne heure à découvrir le caractère de ces fièvres.

C'est ici sur-tout que doit servir ce tact précieux ; qui fait presque un art divinatoire, au lit des malades, du premier coup-d'œil du Médecin. Par l'étude des divers phénomènes, par leur comparaison & leur calcul, on appercevra ce caractère trompeur, qui se montre toujours par quelque endroit, soit dans les traits du visage, soit dans l'état du pouls, dans le maintien du malade ou dans la qualité de ses excrémens, &c.

Avec toute cette attention qu'inspirent au vrai Médecin l'amour de son état, l'intérêt à ses malades, & que la sagacité éclaire, il découvrira le caractère de la maladie cachée ; il la traitera avec succès en donnant de bonne heure l'unique remède qui puisse lui ménager cette victoire ; tandis que l'homme de l'art qui n'aura pas cette prévoyance, sera étonné de l'orage qu'il verra se former : il aura la douleur de voir périr son malade, en perdant un temps précieux en conjectures hasardées, en raisonnemens faux, ou en donnant des remèdes sinon nuisibles, au moins inutiles.

Comme il est de la plus grande importance d'éviter de pareilles méprises, je crois convenable d'entrer dans quelques détails sur les signes qui peuvent faire reconnoître l'espèce de fièvre qui est l'objet de mon travail.

<small>Indices de ces fièvres.</small> On peut, en général, d'après Mercatus & Torti, fixer ces indices aux suivans.

Si après un accès de fièvre, accompagné de quelqu'un des symptômes rapportés, il reste au jour même ou au temps où le malade est sans fièvre, une aridité à la langue, une inquiétude hors du caractère, une diminution notable des forces, un grand changement dans les traits du visage, quelque vestige d'un symptôme grave, qui auroit paru pendant quelque accès, une dépression constante du pouls; d'après quelqu'un de ces indices, on doit suspecter avoir à traiter la maladie dont il s'agit, & craindre que l'accès prochain ne mette le malade en grand danger; on doit se rappeller néanmoins, que lorsque le symptôme dominant est un assoupissement grave, la dépression du pouls ne peut pas toujours servir de guide, puisque dans ce cas, il est le plus souvent plein, élevé, comme nous l'avons déja observé (page 17).

Tous ces indices sont d'un grand poids pour décider notre jugement; mais ils n'ont pas toujours lieu, & on voit de ces fièvres dans lesquelles, non-seulement tous les mauvais symptômes cessent avec l'accès ; mais encore aux jours d'intervalle, le malade se tient hors du lit, & paroît se rapprocher de l'état de santé. Lorsque la fièvre est subintrante, l'intermission est peu lucide, & on peut manquer de reconnoître la maladie ; on se rappellera alors que le frisson est le principal indice.

Parmi les signes qui doivent nous faire tenir en garde, Morton & Sydenham, regardent comme un des plus certains, celui qu'on tire des urines. Elles déposent assez constamment un sédiment briqueté, & cette observation est si conforme à l'expérience, d'après ces Auteurs, que par la seule inspection de ce sédiment, on peut prononcer, sur-tout s'il règne une constitution épidémique de ces fièvres, & pour peu qu'il existe quelque notice des symptômes qui ont été ou qui seront rapportés.

De quelque avantage que soit cette remarque, je dois dire que, quoique ce sédiment s'observe dans la plupart des cas, je ne l'ai pas trouvé toujours ; soit que les urines rendues au commencement de l'accès ou pendant son état, soient différentes de celles du déclin, ce qui est vraisemblable, & que dans le cas où le sédiment a manqué, je n'ai vu que les urines du premier temps ; on peut d'ailleurs n'être pas à portée de les observer, soit que le malade les laisse échapper involontairement, soit que les gardes n'aient pas eu l'attention de les conserver, ou bien qu'elles soient retenues à raison du spasme de la vessie ; on ne doit pas cependant perdre de vue cet indice.

Huxam s'est borné à examiner, si quelque symptôme grave se dissipe, & revient périodiquement avec l'accès ; & alors, sans avoir égard à l'état des urines, il a recours à l'antidote de cette fièvre.

Cette méthode est louable ; mais il peut arriver, que l'accès que l'on prend pour point de vue d'observation, enlève le malade.

D'après Lauter, une des plus grandes ressources du diagnostic, se tire de la constitution épidémique ; & alors, il pose pour règle de recourir au quinquina, pour peu qu'il paroisse quelque symptôme grave ; mais dans les fièvres sporadiques, on ne peut point se guider par ce principe, ainsi que dans les premiers fébricitans d'une épidémie.

Il suit donc, de tout ce que nous venons de dire, qu'aucun des signes rapportés, n'est constant, ni infaillible, pris séparément & indépendant de tout autre; cependant l'homme de l'art, vraiment observateur, pourra, comme nous l'avons dit, asseoir un diagnostic à-peu-près certain, s'il rapproche tous les points lumineux qui peuvent l'éclairer; tel est le cas, je le répète, où après un ou deux accès de fièvre bénignes, il en survient un, accompagné de quelque symptôme grave & surprenant, s'il arrive quelque changement subit dans le moral ou dans le physique du malade, quant à ses forces, à ses sens ou à son pouls, &c.

On peut prononcer alors avec certitude sur le caractère de la maladie, particulièrement, lorsque le symptôme qui a eu de quoi surprendre, diminue ou cesse avec l'accès, & que les urines sont avec un sédiment, soit qu'il règne une épidémie de cette fièvre ou non.

On sera encore autorisé à porter le même jugement, si au premier accès, il survient quelqu'un des signes très-graves, quoiqu'il ne se montre point au second; mais que ce signe ait été joint au caractère que fournissent les urines, ou qu'il règne une conſtitution épidémique de ces fièvres : l'abſence du ſymptôme grave au ſecond accès, arrive quelquefois dans la fièvre double tierce, dont un accès eſt ſouvent plus bénin que l'autre ; on doit néanmoins alors ſe méfier de cette fièvre & la traiter par le quinquina.

Mais ſi dans ce dernier cas, il n'y a ni ſédiment dans les urines, s'il ne règne point de conſtitution de ces fièvres, quoiqu'il arrive que le malade ſuccombe au troiſième accès, l'homme de l'art ne doit point être blâmé ; mais ſi le fébricitant échappe à cet accès, qui a reſſemblé en tout au premier ; on ne doutera point, ſans doute, que la maladie ne ſoit la fièvre intermittente pernicieuſe, dont il eſt ici queſtion.

Les accès ne ſont pas toujours très-diſtincts, ils ſont quelquefois ſubintrans ; & quoique ce qui a été dit convienne aux unes & aux autres, ces dernières exigent une attention particulière, ſoit pour le diagnoſtic, ſoit pour le traitement.

Il eſt eſſentiel d'être prévenu, que la fièvre intermittente maligne prend quelquefois, après un ou deux accès, le caractère de continue ou de remittente très-grave ;

très-grave ; il me reste à exposer les signes qui peuvent nous faire reconnoître, que cette dégénération aura lieu, ce que je n'ai fait qu'annoncer plus haut.

Les différentes fièvres tierces sont plus sujettes à devenir continues, que les fièvres quartes : les doubles tierces & les subintrantes prennent plus fréquemment ce caractère, particulièrement celles dont les accès ne sont pas très-distincts entre eux : & ne doit-on pas regarder les subintrantes, comme appartenantes déja à l'espèce des continues? Les tierces dont les accès s'annoncent avec peu ou point de frisson, mais avec beaucoup de chaleur, deviennent le plus souvent continues, très-aigües ou malignes, selon la remarque du célèbre TORTI, surtout lorsque les accès vont en augmentant de violence & de durée ; d'après le même Auteur, on peut encore soupçonner que cette dégénération aura lieu, si, au jour de l'intermission, la peau conserve une chaleur âcre ; si l'on observe quelque désordre dans le pouls, s'il y a de l'altération, de l'aridité à la langue, s'il y a très - peu de sédiment dans les urines, s'il est très-rouge ou safrané, & cela peut aussi s'entendre des fièvres

Dégénération de la fièvre intermittente en continue.

quartes. Si, à ces fignes, fe réunit l'inflammation de la gorge, avec des aphtes à l'intérieur de la bouche ou des croûtes, on doit craindre l'iffue d'un tel état, particulièrement fi la voix eft rauque, caffée, fi le pouls eft petit & fi le hoquet a lieu.

Cette crainte eft encore mieux fondée, s'il s'y joint les fymptômes familiers aux fièvres malignes continues. On ne doit pas mettre au nombre de ces accidens, le délire momentané qui furvient pendant un accès de fièvre violent, qui ceffe avec lui ; mais il fera mis au rang des plus fâcheux fymptômes, s'il perfifte après le paroxifme, pendant que le pouls eft flafque & petit.

Je terminerai cet article, en difant que l'on aura lieu de foupçonner la dégénération des fièvres intermittentes en continues, lorfque l'intervalle d'un accès à l'autre eft de jour en jour plus court ; qu'il eft moins lucide ; qu'il refte de l'altération, de la chaleur, des agitations au malade ; qu'il fe plaint de maux de tête ; lorfque les urines font en petite quantité & rouges ; lors que les accès font très-forts, très-longs & qu'ils augmentent au lieu de diminuer.

Tels font, en général, les symptômes qui doivent faire fufpecter la dégénération des fièvres intermittentes malignes en continues; & on fent combien il eft effentiel de pouvoir le préfager, foit pour l'intérêt du malade, foit pour l'honneur du Médecin.

Lorfque la dégénération a eu lieu avant qu'on ait été à portée de voir & d'obferver le malade, on doit fe rappeller, qu'alors les redoublemens débutent communément par un friffon plus ou moins marqué; & cette obfervation, que nous répétons ici, eft d'autant plus effentielle, que le quinquina réuffit bien encore dans cette efpèce de fièvres, d'après l'expérience de CHARLES LEROY; ce remède n'a pas la même utilité, lorfque les redoublemens font précédés d'un fimple refroidiffement des membres, & que ces fièvres prennent abfolument le type de continues, proprement dites, & malignes; l'éruption des parotides & des taches pourprées, eft ordinaire à celles-ci.

Quelques cachées que foient les caufes de cette efpèce de fièvres, fur-tout de celles qui font fporadiques, on peut dire cependant, d'après l'obfervation la plus

Des caufes des fièvres intermittentes malignes...

constante, que la grande chaleur & l'humidité de l'air y donnent lieu, ainsi que le vent du midi, lorsqu'il règne long-temps, le voisinage des étangs & des marais (1), la situation basse du logement, les émanations des végétaux & des substances animales qui sont en putréfaction, la mauvaise nourriture, les excès dans le régime, les fortes passions de l'ame, la pléthore, la jeunesse; le tempérament bilieux & bouillant y prédispose singulièrement.

―――――

(1) Quoique la campagne humide & marécageuse qui environne Pétersbourg, ait toutes les qualités nécessaires pour produire abondamment des fièvres intermittentes, elles y sont très-rares au rapport de Weitbrecht... Elles sont inconnues aux Indes Orientales, selon ce qu'a dit Bontius... Dans la partie du Sud-Ouest de cette Province, où on trouve des vallons larges submergés une partie de l'année, on éprouve des épidémies fréquentes de fièvres intermittentes de toute espèce... Pendant l'Automne de 1786, je trouvai dans le Bourg de Saint-Vincent, près de Lazechs, à deux lieues à l'Ouest de Cahors, environ trente malades atteints de la fièvre intermittente pernicieuse. Il en avoit péri cinq à six dans l'espace de deux à trois jours. J'eus la satisfaction de guérir tous ceux que je trouvai malades... Il n'est pas d'année où je n'aie eu occasion de rencontrer plusieurs de ces fièvreux.

Quoique chacune de ces caufes puiffe devenir la fource de cette maladie, elles peuvent-être auffi celle de bien d'autres ; & l'on peut dire, qu'en général, ces connoiffances échappent à la fagacité de l'obfervateur. Il ne lui eft fouvent pas plus facile de déterminer, comment une certaine modification de l'atmofphère donne lieu à telle ou telle maladie. Il fera, fans doute, réfervé à la Société Royale de Médecine, d'éclairer cette matière d'après les recherches qu'elle recueille avec tant de foin.

Sans entrer à cet égard dans un grand détail, je dirai, que quelque attention que l'on doive avoir à entretenir la plus grande propreté, tant à caufe des malades, qu'à caufe des affiftans, je n'ai pas obfervé que ces fièvres fuffent auffi contagieufes que beaucoup d'autres maladies qui attaquent fucceffivement, prefque tous les individus d'une maifon..... Je ne puis me déterminer à finir ce que j'ai dit, touchant la propreté que l'on doit entretenir, fans me récrier fur l'ufage où l'on eft parmi le peuple, de ne donner à la plupart des malades que du linge fale, lorfqu'on les en change, dans la crainte que le linge blanc de leſſive, ne les affoibliſſe davantage; cette méthode, auſſi abſurde que nuiſible, ſeroit détruite, ſi les gens de l'art n'avoient quelquefois l'air de l'approuver par une complaiſance déplacée; c'eſt plier ſous le joug de l'opinion publique, contre le cri de ſa conſcience & celui de la raiſon; c'eſt à nous de ne pas craindre de choquer les préjugés reçus, dès qu'ils ſont auſſi évidemment nuiſibles à la ſanté.

Pronoſtic. Quant à ce qui regarde le pronoſtic de ces fièvres, nous avons déja dit qu'elles étoient on ne peut pas plus dangereuſes, puiſqu'elles ſe terminent par la mort quelquefois au troiſième accès, ſouvent au quatrième, mais le plus tard au cinquième, ſi l'art n'a détourné l'orage.

A quelqu'époque qu'aient paru les ſymptomes graves, tels que le flux hépatique ou noir, le vomiſſement cholérique, atrabilaire, les ſyncopes, les ſueurs ſymptômatiques, on a lieu de craindre que le ſecond ou le troiſième accès qui ſuit leur apparition, enlève le malade. TORTI a vu périr une femme au ſecond accès, d'une fièvre tierce caractériſée par la ſueur, que nous avons miſe au rang des plus fâcheux symptômes. WERLOFF rapporte l'histoire d'une malade qui ayant éprouvé deux accès de cette fièvre, dont le symptôme dominant étoit l'assoupissement, fut frappée d'une apoplexie mortelle au début du troisième accès, pendant qu'elle étoit à se promener hors de sa maison ; les sueurs copieuses, le sommeil comateux, sont regardés, avec raison, comme les plus sinistres accidens, sur-tout lorsque ce dernier symptôme se prolonge pendant l'intermission.

Les convulsions, l'émophtisie, la pleurésie, le délire phrénétique, quoiqu'ils soient à un haut degré, ne sont pas d'un augure aussi fâcheux.

Pour prononcer enfin, avec une espèce de certitude, sur le danger de cette fièvre, il faut faire attention aux symptômes qui ont lieu, à leur espèce, à leur violence pendant la durée de l'accès, & observer leur diminution lors de l'intervalle de la fièvre. Remarquer sur-tout le caractère du pouls, qui fournit une règle assez sûre, excepté, lorsque l'assoupissement y est joint, parce qu'alors le pouls reste le plus souvent plein, comme il a été dit : on peut dans ce cas, asseoir son jugement sur le degré d'assoupissement, qui est d'autant plus fâcheux, qu'il eſt plus profond.

Le danger de ces fièvres dépend encore de la réunion de pluſieurs ſymptômes; particulièrement, s'ils ſont des plus graves. C'eſt encore du degré de leur diminution, pendant l'intermiſſion, qu'on peut aider ſon jugement.

Celles de ces fièvres qui deviennent continues, ont une marche plus lente, & leur iſſue eſt plus retardée, quoiqu'elles ſoient de l'eſpèce des malignes. Comme les fièvres intermittentes & ſimples d'automne ſont plus dangereuſes que les printanières, il en eſt de même de celles dont je traite, dont les épidémies ont plus ſouvent lieu pendant cette première ſaiſon.

Comme les fièvres bénignes, elles ſont ſujettes à des retours; mais ces rechûtes ſont rarement auſſi graves que leur début; on a, au contraire, obſervé ſouvent, que leurs accès ſont ſi légers, qu'il eſt prudent de les abandonner à eux-mêmes, & que l'humeur fébrile ſe diſſipe après avoir été élaborée par quelques accès (1).

---

(1) J'ai eu occaſion d'obſerver que ces retours ſont quelquefois éloignés de pluſieurs mois; je les ai vus avoir lieu chez un vieillard, pendant

Le quinquina, donné à temps & à des doses convenables, fournit contre ces fièvres un secours efficace, certain & incapable de nuire. Il importe d'y recourir de bonne-heure, de crainte qu'en en retardant trop l'usage, on ne rende ce remède inutile & qu'on n'expose le malade à périr. *Le quinquina est le spécifique de ces fièvres.*

Ces règles sont fondées sur l'expérience la plus éclairée ; l'efficacité de ce secours est si démontrée, qu'il n'est personne qui ne puisse espérer de guérir cette fièvre, en donnant de bonne-heure & à grandes doses le remède qui en est le spécifique : mais quoique l'on ait vu manquer un accès, on ne doit pas toujours se flatter d'avoir guéri la maladie.

L'observation suivante prouve, combien on doit être prudent sur le traitement & le pronostic de cette espèce de fièvres.

---

trois années consécutives à la même époque, avec le même début ; frisson, saignement de nez & délire, avec des syncopes fréquentes.

J'ai aussi remarqué plusieurs fois que chez les femmes enceintes, ces accès se rendoient opiniâtres, ou étoient sujets à des retours, jusqu'à ce qu'elles eussent avorté ; cet accident paroissoit faire crise ; j'ai vu cet évènement arriver après des fièvres intermittentes simples, & après des fièvres intermittentes malignes.

Un malade fut atteint dans l'hopital Saint-Eloy de Montpellier de cette fièvre, caractérisée par un assoupissement profond, le célèbre Docteur FOURNIÉ, alors Médecin de cet hopital, ne manqua pas de reconnoître la maladie, ni de donner le quinquina de la manière convenable ; il parvint à dompter l'accès qui auroit fait périr le malade ; il fit même continuer l'usage du remède le lendemain, à moindre dose que la veille. Satisfait de cette cure, le Médecin s'en félicita en public ; mais il ne fut pas peu étonné à la visite du lendemain, de trouver le malade atteint d'une apoplexie, qui s'étoit déclarée avec l'accès. Il fit des efforts inutiles pour sauver ce malade.

Quoique de pareils cas soient rares, celui-ci prouve au moins, combien la marche de ces fièvres est insidieuse, & à quel point on doit être en garde contre une maladie d'autant plus à craindre, qu'elle est, comme un feu sous la cendre, prêt à faire explosion.

Cure. Quant à ce qui regarde la curation de cette fièvre, il se présente deux principaux problêmes à résoudre : ils naissent naturellement de la diversité des opinions des Auteurs qui ont traité cette matière.

[43]

Premier Problême. Le premier problême, est de déterminer, si pendant tout le temps de l'accès, accompagné d'un symptôme grave, il convient de s'abstenir de toute espèce de remèdes évacuants, quoique d'ailleurs indiqués, comme l'ont pensé Sydenham, Baglivi, au suiet de la fièvre soporeuse : ils regardent ces remèdes comme nuisibles.

Second Problême. Le second problême, est de savoir si l'on doit se borner à donner le quinquina à dose convenable, & s'empresser d'y recourir, dès qu'on est assuré du genre de la maladie ; quoiqu'il n'y ait pas même un danger très-pressant ; proscrivant toute espèce d'autres secours, soit pendant l'accès, soit après, comme l'ont prétendu Sydenham & Piquer ?...

Réponse au premier Problême. On peut répondre au sujet du premier problême, que de quelque autorité que soit le sentiment de Sydenham & de Baglivi, qu'ils ont étayé de leur propre expérience, les observations des Praticiens qui les ont précédés & de ceux qui les ont suivis, le contredisent. Il nous suffira de citer Torti, Werloff, Lauter & Senac, tous ces grands hommes n'ont pas hésité de mettre en usage dans les cas & les temps convenables, la faignée, les fang-fues, les fcarifications, les véficatoires, les ventoufes, les évacuants, &c., & au moyen de ces fecours, ils ont diminué la gravité des fymptômes & foulagé nombre de malades.

Réponfe au fecond Problême. Au fecond problême, on peut répondre que, quoique Sydenham & Piquer aient établi pour méthode, qu'on doit fe borner à donner le quinquina, les obfervations des Auteurs célèbres que j'ai déja cités, prouvent que les purgatifs, les émétiques & les autres remèdes donnés avec choix & prudence pendant l'intermiffion, (lorfqu'ils font indiqués), bien loin de nuire au malade, ont au contraire, facilité la cure, en favorifant l'effet du quinquina; & cette méthode eft adoptée généralement de nos jours par les plus habiles Praticiens, lorfque le Médecin eft appelé d'affez bonne-heure, & qu'il a le choix de la marche qu'il peut tenir.

Indications. D'après cela, je dirai que les indications que l'on doit remplir dans le traitement des fièvres intermittentes pernicieufes, font de deux efpèces.

Cure radicale. La première & la principale, tend à opérer la cure radicale, pour me fervir du terme de LAUTER, au moyen du quinquina; & c'eſt ordinairement pendant l'intermiſſion, même vers la fin d'un accès ou pendant ſa durée, qu'on cherche à l'obtenir, par la méthode que je me réſerve de tracer plus bas.

La ſeconde indication, eſt de combattre les ſymptômes qui menacent par leur violence la vie du malade; & c'eſt particulièrement pendant l'accès, qu'on peut remplir cette vue; elle ſe déduit toute entière des accidens de la maladie; il y en a encore d'autres, qui ſe tirent de la conſtitution de l'année, de l'hydioſincraſie du ſujet, ainſi que des circonſtances où il ſe trouve, lors de la maladie. Ces vues ſecondaires concourent à former, pour ainſi dire, ce qu'on peut appeler avec les Scolaſtiques, la cure palliative. *Cure palliative.*

La cure radicale conſiſte à donner le quinquina, à des temps & à des doſes convenables à cette eſpèce de fièvres. On doit ſur-tout s'attacher à faire un bon choix de cette écorce (1): la méthode

---

(1) Quoiqu'on trouve par-tout la deſcription des qualités que doit avoir le quinquina pour être bon, je ne crois pas inutile de le répéter ici.

adoptée généralement d'après Torti & Werloff, est de donner ce remède en poudre très-fine, dans un mélange d'eau & de vin.

La grande dose du quinquina est au moins d'une once, dont on donne la

---

Le quinquina de la première qualité est rouge, d'après les descriptions de MM. de la Condamine & de Joseph de Jussieu. Il n'en vient que peu ou point du tout en France; il est si rare, même au Pérou, que M. de Jussieu n'en trouva que quelques pieds auprès de Loxa, où il étoit en 1739. *Mémoires de la Société Royale de Médecine, page* 253.

Le quinquina qu'on fait entrer dans le Commerce, varie beaucoup à raison de ses espèces. Le meilleur est celui qui est friable, cassant, brillant à l'œil & d'un goût amer décidé. Celui qui est ligneux, filamanteux, ne doit pas être employé.

D'après M. Cornette, une bonne précaution, est de rejetter, à l'exemple de M. Beaumé, la première poudre du quinquina, comme étant très-chargée d'une partie ligneuse, & de ne conserver que la dernière partie qui se réduit en poudre. *Mémoires idem.*

Les Espagnols ont enrichi leur Commerce par la découverte d'une espèce de quinquina rouge, soumis à l'examen & à l'épreuve qu'en ont faits MM. Bucquet & Cornette. *Voyez* la conclusion de leurs recherches, dans le troisième volume de la Société Royale de Médecine, pag. 263.

moitié vers la fin de l'accès, & l'autre par prises de deux dragmes dans l'intervalle de quatre ou cinq heures, selon l'éloignement du prochain accès : si l'on a même beaucoup à le craindre, la première prise seroit de six dragmes, & les suivantes de deux ou trois dragmes, en les répétant autant que le cas paroît l'exiger. Il y a peu de maladies qui exigent un traitement plus énergique.

On ne doit pas craindre de mauvais effets de ces grandes doses du quinquina dans cette espèce de fièvres, puisqu'il est constant qu'on en a donné de plus fortes avec avantage. On ne doit, en général, se tenir en garde, que contre le défaut de la qualité de ce remède dans ces maladies, dont il doit être regardé comme le spécifique, dès qu'il est placé convenablement. C'est à tort qu'on lui attribue un effet échauffant, qui fait appréhender son usage. On doit dans cas se mettre à l'abri de l'opinion vulgaire, & donner en abondance ce remède, si l'on veut obtenir des succès. Je proteste n'avoir jamais apperçu des traces fâcheuses de cette méthode, après ces hautes doses : il est même rare que les malades éprouvent, pendant la convalescence de l'altération ou de la sécheresse à la bouche, ni des ardeurs aux entrailles; ce qui confirme suffisamment ce que j'ai répété, après tant d'Auteurs respectables, qui avoient eu pour base de leur opinion une pratique éclairée, parmi lesquels Torti est un de ceux qui a, sans contredit, le mieux manié le quinquina, par la grande confiance qu'il avoit en ce remède : Si elle l'a conduit peut-être trop loin dans quelques cas, elle lui a valu aussi des succès flateurs, qu'il nous a tracés dans ses écrits, & que ses Contemporains même, à ce que je crois, n'ont pas contredits.

Werloff suivit une autre méthode, improuvée par Torti, dans les cas où le danger est pressant. Il donne la même quantité de quinquina, mais à des doses différentes. Elles sont d'une dragme par intervalles d'une heure ou de deux, de sorte que, pendant l'intermission, le malade ait pris une once du remède ou même davantage. Werloff pense d'ailleurs, que si le Médecin n'est pas appelé d'assez bonne heure pour pouvoir administrer, demi-once du spécifique, selon sa méthode, il doit s'abstenir d'en donner; ce que Torti improuve avec raison,

en

en conseillant de suppléer par la grande quantité au défaut de temps. D'après ce dernier Auteur encore, le quinquina ne peut produire un certain avantage donné peu de temps avant l'accès, si la dernière dose n'a été précédée par d'autres, donnés aux heures convenables. C'est pour cela qu'il prescrit la première beaucoup plus forte que les autres, comme étant plus éloignée de l'accès à venir ; règle qu'il n'admet point cependant, lorsque le danger est très-grand, à raison de l'arrivée prochaine de l'accès, ou qu'il a déja commencé ; car alors, il conseille de se hâter à débuter par une très-haute dose, puisqu'il est parvenu plusieurs fois de cette manière, (contre toute sorte d'espérance), à diminuer la violence de l'accès qui devoit être fatal, & à gagner du temps en prolongeant la vie du malade, qu'il sauvoit ensuite, en répétant l'usage du remède.

Le sentiment de WERLOFF, est, au contraire, qu'une dose de quinquina, donnée une heure avant l'accès, fait plus que dix, dans un autre temps, pourvu que l'intermission soit lucide, & que le corps soit d'ailleurs bien disposé ; de façon, qu'il doute qu'on n'opère autant davantage par la dose qu'on donne une heure ou deux avant l'entrée de l'accès, que par toutes celles qu'on distribue dans tout le temps que l'intermission qui suit, selon la méthode de TORTI.

Cependant l'observation la plus constante, prouve que, si on a vingt-quatre heures à pouvoir donner le quinquina, avant le début de l'accès, souvent il n'a pas lieu ou qu'il est très-léger, ou du moins qu'il n'enlève pas le malade, qu'on parvient à sauver en soutenant après l'accès l'usage de l'écorce du Pérou.

Je me bornerai enfin à ajouter que, dans les cas où on n'a pas été appellé de bonne heure, & que d'après les rapports des assistans ou les circonstances de la maladie on a à craindre que l'accès prochain ne fasse périr le malade, on doit, dès le déclin de l'accès, & pendant tout le temps de l'intermission, recourir à de grandes doses de quinquina, sans faire précéder d'autres remèdes (1).

―――――――――――――

(1) Comme il se rencontre des malades dont l'estomac ne peut pas supporter l'usage du quinquina en poudre, je ne veux pas omettre de dire ici, que son extrait a réussi chez un malade confié aux soins de M. Calmete, Médecin dans

Mais si l'on a vu le malade d'assez bonneheure pour avoir le tems de s'attacher à combattre les symptômes les plus urgens, on peut les attaquer avant de recourir au spécifique. C'est ainsi, par exemple, que si on a des preuves d'un levain sur l'estomac, on peut faire précéder d'un vomitif l'usage du quinquina.

Il paroît encore essentiel de prévenir que lorsque la maladie se montre avec moins de férocité, il convient de chercher à la combattre par des doses moins

---

le Haut-Querci, d'une réputation bien méritée, & de l'amitié duquel je me fais honneur de pouvoir me féliciter ; il fut impossible au malade qu'il traitoit de cette fièvre, d'avaler la poudre du spécifique ; mon Confrère, de qui je tiens ce détail, lui donna pendant le traitement cinq onces d'extrait, & le guérit. Quoique cette observation puisse nous décider à y recourir dans des cas pareils, l'usage du remède en substance est bien à préférer. Celui que fit M. Calmete de l'extrait, fut une méthode de nécessité Il n'en seroit pas de même, sans doute, si on parvenoit à avoir de l'extrait préparé sur les lieux, avec le meilleur quinquina, dont Joseph de Jussieu avoit fait provision pendant son séjour à Loxa, & dont il s'est servi en France quarante ans après, avec un succès merveilleux. *Voyez* Mémoire de la Société Royale de Médecine, page 255, tome 3.

fortes ou moins répétées du remède, sans entendre bannir les autres secours qui peuvent être indiqués.

J'observerai avec WERLOFF, au sujet des purgatifs, qu'ils nuisent dans la fièvre soporeuse, dont nous traitons, lorsque le pouls est vigoureux & qu'il n'y a pas cette coction, cette mobilité dans les humeurs, que l'on doit désirer, en général, pour donner ces remèdes, & sur-tout si l'on choisit les évacuants dans l'espèce de ceux qui augmentent le degré de chaleur par leur qualité ; il faut être dans ce cas très-réservé sur leur usage (1).

---

(1) Ce seroit peut-être ici le cas de proposer, si l'on ne pourroit pas utilement combiner le quinquina avec le tartre stibié, lorsque les purgatifs sont indiqués & qu'on craint de les donner ?... On sait que le quinquina détruit l'action émétique du tartre stibié, après les avoir réduits en opiat ; que ce mélange procure des évacuations par les selles, le plus souvent ; qu'il détermine des sueurs copieuses, & agit comme fébrifuge d'après les observations de M. Cornette, consignées dans le troisième volume de la Société Royale de Médecine, page 249. J'ai vu pratiquer cette méthode il y a près de vingt ans à M. Cremoux, que je ne loue pas, parce qu'il est au-dessus de mes éloges. Le temps & l'expérience peuvent seuls résoudre l'objet de ma question. Je n'ai pas cru étranger à mon sujet de la proposer... J'ajoute-

Si l'on demande, s'il est permis de donner le quinquina pendant la durée de l'accès?... Je répondrai que dans les cas très-graves, on le peut; on le doit même, pourvu toutefois que son usage ne soit contredit, ni par la violence de la fièvre, ni par l'irritation de l'estomac ou des intestins, ou bien enfin par des symptômes inflammatoires.

Il est encore une autre vue, qui tient de près à la cure radicale; c'est qu'après avoir dompté les accès, on doit s'occuper d'en prévenir les retours, ce qu'on obtient en continuant à donner, chaque jour, une demi-once de quinquina, pendant la première semaine qui suit la cessation des accès, & ensuite à une moindre dose de jour à autre, pendant quinze jours

---

rai seulement, qu'ayant donné fréquemment, selon cette méthode, le quinquina pendant l'épidémie bilieuse catarrhale qui a régné dans le territoire de Cahors, dans le cours de cette année 1787, j'ai constamment obtenu des sueurs abondantes, sans augmentation des selles : il est vrai que le génie de la constitution, a été d'opérer les crises par la circonférence du corps, au moyen de la sueur, comme je l'ai noté dans un Mémoire adressé à la Société Royale, pour lui rendre compte de cette épidémie.

au moins (1); & après cela même, il est prudent de faire continuer pendant une autre semaine l'usage du remède, à des intervalles plus éloignés, & à de moindres doses. J'ai suivi plusieurs fois cette méthode avec succès. Il me paroît avantageux d'avertir, qu'on ne doit pas se décider légèrement à donner des purgatifs pendant la convalescence, quoiqu'il y ait quelque indice du côté de la langue. Il n'est pas douteux que l'action de ces remèdes ne soit propre à faire reparoître les accès des fièvres intermittentes simples : un fait passé sous mes yeux, me fait croire que la même chose peut avoir lieu après les fièvres intermittentes pernicieuses.

Un malade eut des accès bien marqués de cette espèce de fièvre; on eut recours au quinquina. La fièvre devint continue, & prit un caractère catarrhal, (cette constitution étoit générale dans le Royaume). La fièvre cessa vers le

---

(1) Quelques Auteurs veulent que l'on fasse attention aux femaines paroxystiques dans l'usage du quinquina ; comme cette Doctrine n'est pas généralement suivie, je me borne à renvoyer à Werloff ceux qui seront curieux d'approfondir cette matière & d'en connoitre les détails.

seizième jour sans coction, sans causes sensibles. Après vingt-quatre heures de l'entière cessation de la fièvre, on crut avantageux de purger le malade ; au moment où il eut avalé le remède, il éprouva un tremblement général, imputé à quelques circonstances dans le moral ; la chaleur qui suivit, fit voir que c'étoit un accès de fièvre. La nuit suivante, il en reparut un second avec les symptômes les plus graves ; on eut beau donner le quinquina à grandes doses vers le déclin de ce second accès, le troisième fut subintrant & fit périr le malade. Comme dans le cours de la fièvre continue, on avoit appliqué des vessicatoires, les plaies changèrent tout-à-coup sans cause sensible, eurent un mauvais aspect la veille du retour des accès de fièvre. Cette observation prouve combien il faut être précautionné contre la récidive de pareils accès, sur-tout lors qu'ayant eu à traiter une fièvre humorale, on n'a pas eu de signes certains de coction, ni de crises capables de juger définitivement la maladie : on peut encore déduire de ce fait de pratique, que l'usage des purgatifs est à craindre après des accès de fièvres intermittentes de quelque espèce que soient ces fièvres, comme je l'ai déja énoncé.

<small>Indications secondaires.</small> Les indications secondaires qui forment la cure palliative, doivent être déduites du symptôme qui est le plus saillant & qui paroît faire une maladie, pour ainsi dire particulière; il est essentiel de remplir ces vues, de crainte que ce symptôme prédominant sur la fièvre même, ne fasse périr le malade. C'est ainsi que, lorsqu'il y a un vomissement violent avec ténesme ou flux dissentérique, il convient de donner l'eau de poulet, la limonade, les opiatiques seuls ou avec les cordiaux, les lavemens émolliens & les divers adoucissans, capables de calmer l'irritation, l'anti-émétique de Rivière, si le vomissement persiste & qu'il soit fréquent.

Lors du flux hépatique ou atrabilaire, on donne l'eau de Rabel noyée dans l'eau commune, jusqu'à agréable acidité, l'oxycrat, qui obtient même la préférence de beaucoup de Médecins; ce secours est à portée de tout le monde.

Lorsque la fièvre est accompagnée de syncopes & d'un frisson extrême, on a recours aux esprits volatils, aux huiles essentielles; on cherche des moyens pour réchauffer le malade, & parmi tous, il n'en est pas qui m'ait mieux réussi que celui d'entourer le corps & les membres de bouteilles de verre bien bouchées, après les avoir remplies d'eau chaude. On les enveloppe de linges secs; le degré de chaleur qu'on donne est doux, modéré & soutenu : on peut encore faire pratiquer sur l'habitude du corps des frictions avec des flanelles chauffées.

Dans les cas des affections soporeuses, on fait usage des ventouses, des vessicatoires, qu'on rapproche de la tête. On peut aussi retirer de très-bons effets des scarifications, trop négligées de nos jours, malgré ce qu'en disent des Auteurs & des Praticiens des plus distingués ; les divers irritans sont encore des secours utiles selon la gravité des symptômes.

S'il y a un délire phrénétique ou une pleurésie avec fièvre ardente, on pratique les saignées avec succès, prenant garde de ne pas abuser de ce secours dans une maladie qui n'est pas purement inflammatoire & se rappellant qu'on doit, en général, les craindre dans toutes les maladies épidémiques. On a recours, lors de ces excès de chaleur, de fièvre, & d'ardeur à la peau, aux anti-phlogistiques, parmi lesquels les acides végétaux & minéraux tiennent le premier rang, sans s'attacher néanmoins au symptômes, de manière à en faire la base & le principal objet du traitement.

Il doit consister particulièrement à faire cesser les accès, & à empêcher leur retour par l'usage du quinquina. Aussi est-ce avec raison qu'on distingue deux temps pour la cure de cette espèce de fièvre, celui des accès & des intervalles, destiné à nous faire obtenir le succès; l'autre ne fait que le préparer & nous le rendre plus facile : ce dernier temps appartient presque à la nature; le premier est celui de l'art, parce que c'est celui où le Médecin doit agir avec efficacité.

Comme mon but n'a point été de donner un Traité complet sur cette matière, je me dispense d'entrer dans un détail qui me conduiroit trop loin, relativement à chaque symptôme qui peut accompagner cette fièvre, & exiger des secours variés & différemment combinés. Je me suis borné à indiquer les principaux remèdes qui conviennent aux cas les plus ordinaires ; supposant d'ailleurs, que les personnes pour lesquelles j'écris, ont des connoissances en médecine, capables de les diriger au moyen des indices que je donne.

J'ai dû particulièrement m'attacher à faire difcerner, de bonne-heure, l'efpèce de fièvre dont il s'agit, & à répéter que le remède héroïque eft le quinquina; dont on doit faire choix, lorfqu'on le peut, & qu'il faut donner de préférence en fubftance (1), de bonne-heure, & à grandes dofes, même *à pleines mains,* (pour me fervir de l'expreffion des Auteurs); ce feul fecours pouvant dompter ces maladies, comme je l'ai plufieurs fois obfervé; elles font autant de victimes, fi on les méconnoît, ce qui tourne

---

(1) Pour fe convaincre de l'avantage qu'il y a à donner le quinquina en fubftance, plutôt que fa décoction; il fuffit de lire ce que dit De Haen, qui guériffoit les fièvreux de fon hopital avec le marc du quina qu'on avoit rejetté, après en avoir préparé la décoction, preuve bien convaincante de la difficulté qu'il y a d'enlever à cette écorce fa vertu fébrifuge. Il eft réfervé à la nature de nos fens & de nos organes d'opérer cette défunion, fi je peux m'exprimer ainfi... La rareté du quinquina de première qualité, autant que la perte qu'il fait par le tranfport, nous forcent à préférer de le donner en fubftance, fi l'on veut obtenir avec plus de certitude l'effet qu'on defire dans ces cas.

toujours au détriment de l'humanité & à la honte de celui qui exerce un art, dont il ne connoît ni les préceptes, ni les combinaisons, ni les ressources, tandis qu'il suffiroit d'une seule de ces fièvres, bien traitées, pour convaincre ces prétendus frondeurs de la Médecine, qui ne dénigrent souvent cette science que parce qu'elle ne peut leur ôter des maux qu'ils ont rendus incurables, ou parce qu'ils n'en ont aucun, dans le moment où ils exercent leur imagination en sarcasmes ou en plaisanteries, que le Médecin apprécie à leur juste valeur, sans en être offensé.

Dégénération de ces fièvres en continues. Avant de finir, je dirai quelque chose du traitement de la fièvre intermittente pernicieuse, qui prend le caractère de continue, & que j'ai cherché à faire distinguer en parlant du diagnostic de ces fièvres.

Lorsque, dans leurs progrès, elles tendent lentement à cette dégénération, on doit donner une dose un peu forte de quinquina, rapprochée du terme de sa métamorphose, afin de diminuer la force de l'accès, qui va faire l'époque de cette dégénération, si on ne peut l'empêcher d'avoir lieu : la quantité du remède doit être proportionnée au temps que l'on a, avant le retour de la fièvre, à la violence que l'on a lieu de lui soupçonner, à l'état des forces du malade, plus ou moins capable de résister à la maladie.

Si après avoir persisté pendant quelques jours dans l'usage du quinquina, on étoit parvenu à retarder ou à détruire les accès, il conviendroit de continuer à en donner pendant quelque temps, afin de s'opposer au retour de la fièvre.

Si la fièvre que l'on a à traiter, marche avec rapidité vers la continue & maligne, on doit suivre, dans l'usage du quinquina, le traitement de la fièvre intermittente très-pernicieuse.

Lorsqu'elle a pris décidément le caractère des fièvres continues, & qu'elle n'appartient plus, pour ainsi dire, à l'espèce des intermittentes; (ce qui est sur-tout marqué, par le défaut de frissons, sensibles pour le malade, à l'entrée des redoublemens,) on ne doit pas compter trop sur le quinquina, & en faire la base de son traitement, comme nous l'avons dit, d'après les observations de divers Praticiens, & notamment de CHARLES LEROY.

Dès que, malgré la dégénération de cette fièvre en continue, les redoublemens font toujours marqués par un frisson senfible, quoiqu'ils foient fubintrans, on doit attendre beaucoup de l'ufage du quinquina, qu'on place à haute dofe pendant le déclin & au commencement des redoublemens.

Mais enfin, fi cette fièvre tend dès fon début à devenir décidement continue; fi elle est de l'efpèce des dépuratoires ou des putrides, on devroit dans ce dernier cas, recourir au quinquina, donné à grandes dofes, à raifon du caractère de la maladie, éminemment mauvais; mais dans le premier, on devroit le donner avec plus de modération, la marche de la maladie étant moins rapide & fon iffue moins à craindre: la continuité de la fièvre devient d'ailleurs utile à l'état des humeurs; & C'eft dans ces cas qu'il importe tant d'obferver les crifes, de favoir les difcerner, de les aider ou de les attendre; & c'eft, fans doute là, un des plus dignes objets de l'Art de guérir.

F I N.

EXTRAIT DES REGISTRES

De la Société Royale de Médecine.

Nous avons été chargés, par la Société Royale de Médecine, de lui rendre compte d'un Manuscrit de M. Durand, Médecin à Cahors, ayant pour titre: *Mémoire sur les Fièvres intermittentes malignes.*

L'Auteur commence son Ouvrage par une Notice des Auteurs qui ont traité le même sujet; tels sont Salius Diversus, Valesius, Mercatus, Torti, Werlhoff, Morton, Senac & Lauter; mais comme ils ont tous écrit en latin, M. Durand a pensé qu'il seroit utile, au plus grand nombre des Médecins, de leur présenter un extrait de ces Auteurs, & d'y joindre ses propres observations.

Les fièvres intermittentes malignes, selon M. Durand, méritent d'autant plus l'attention des Médecins, qu'elles sont insidieuses, difficiles à reconnoître, meurtrières dans l'espace de quelques jours, & qu'elles demandent un traitement prompt & énergique.

Après une description générale de ces fièvres, l'Auteur offre des détails intéressans sur les symptômes les plus graves & qui se rencontrent le plus souvent dans l'accès. Le vomissement, les déjections bilieuses, noires, sanglantes, la diminution & la rétention d'urine, les syncopes, l'extinction de la chaleur naturelle, les éruptions à la peau, les sueurs, les convulsions, les douleurs au talon, sont autant d'accidens, qui, portés à un certain degré de violence, mettent la vie du malade en danger. Dans d'autres circonstances, ces fièvres prennent la forme & le caractère de plusieurs autres maladies, & en imposent par-là à l'œil de l'observateur le plus attentif, lorsqu'il ne connoît pas leurs métamorphoses; tel est l'assoupissement, la léthargie, la phrénésie, l'asthme convulsif, la pleurésie, la péripneumonie & l'hémophtisie.

M. Durand passe ensuite aux causes de ces fièvres, & il prouve très-bien qu'elles sont les mêmes que celles des intermittentes ordinaires, auxquelles l'insalubrité des lieux, le voisinage des étangs & des marais, le mauvais régime, la constitution très-chaude de l'atmosphère, donnent un nouveau degré d'énergie.

La

La partie la plus importante de ce Mémoire, est celle qui enseigne la manière de découvrir le caractère caché & trompeur de ces maladies ; on peut dire, qu'à cet égard, l'Auteur a rendu un vrai service aux jeunes Médecins, en leur indiquant avec clarté & précision les signes les plus propres à établir un bon diagnostic.

Quant au traitement, M. Durand le divise en deux parties, celle qui a rapport à la guérison radicale, & celle qui consiste seulement à diminuer la violence des symptômes qui mettent la vie en danger. Le quinquina donné à forte dose, est le seul remède capable de détruire la cause de ces fièvres ; & la saignée, les évacuans & les vessicatoires, sont des moyens auxiliaires, propres à assurer l'effet de ce médicament. L'auteur détermine avec soin les circonstances dans lesquelles on doit les mettre en usage, & quelles sont les précautions à suivre, eu égard au tempérament & à l'âge des malades. Il enseigne la manière de choisir le quinquina, de le préparer & de l'administrer avec méthode.

Nous croyons que ce Mémoire, rédigé avec soin & offrant un résultat clair & méthodique des observations faites dans

E

ces derniers temps par de très-grands Praticiens, ne peut être que très-utile aux Médecins & à tous ceux qui pratiquent la médecine dans la campagne; en conséquence, il nous paroît digne de l'approbation de la Société Royale de Médecine & d'être imprimé fous fon privilége.

Au Louvre, ce 5 Avril 1785. *Signé* de HORNE & CAILLE.

La Société Royale de Médecine ayant entendu la lecture du rapport ci-deſſus, a jugé que l'Ouvrage dont il y eſt queſtion, étoit digne de ſon approbation & d'être imprimé ſous ſon privilége.

En foi de quoi j'ai ſigné le préſent.
VICQ D'AZYR,
Sécrétaire perpétuel.

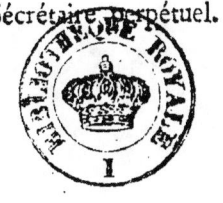

www.ingramcontent.com/pod-product-compliance
Lightning Source LLC
LaVergne TN
LVHW050608090426
835512LV00008B/1398